BEI GRIN MACHT SICH IHR WISSEN BEZAHLT

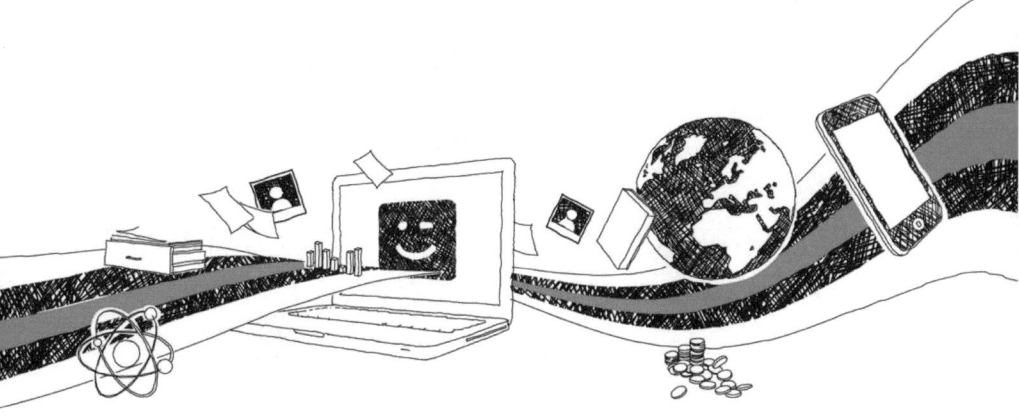

- Wir veröffentlichen Ihre Hausarbeit,
  Bachelor- und Masterarbeit

- Ihr eigenes eBook und Buch -
  weltweit in allen wichtigen Shops

- Verdienen Sie an jedem Verkauf

Jetzt bei www.GRIN.com hochladen
und kostenlos publizieren

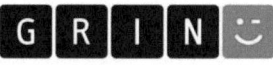

Auswirkungen des NIPT auf die Inzidenz von Menschen mit Down-Syndrom

Entwicklung der Inzidenz von Menschen mit Down-Syndrom nach Aufnahme des NIPT in die Mutterschafts-Richtlinien

Jannik Hehemann

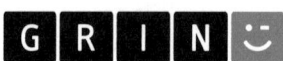

Bibliografische Information der Deutschen Nationalbibliothek:

Die Deutsche Nationalbibliothek verzeichnet diese Publikation in der Deutschen Nationalbibliografie; detaillierte bibliografische Daten sind im Internet über http://dnb.d-nb.de abrufbar.

ISBN: 9783346772244
Dieses Buch ist auch als E-Book erhältlich.

© GRIN Publishing GmbH
Nymphenburger Straße 86
80636 München

Druck und Bindung: Books on Demand GmbH, Norderstedt Germany
Gedruckt auf säurefreiem Papier aus verantwortungsvollen Quellen

Das vorliegende Werk wurde sorgfältig erarbeitet. Dennoch übernehmen Autoren und Verlag für die Richtigkeit von Angaben, Hinweisen, Links und Ratschlägen sowie eventuelle Druckfehler keine Haftung.

Das Buch bei GRIN: https://www.grin.com/document/1303750

HAUSARBEIT

Auswirkungen des NIPT auf die Inzidenz von Menschen mit Down-Syndrom

Entwicklung der Inzidenz von Menschen mit Down-Syndrom in Deutschland nach Aufnahme des NIPT in die Mutterschafts-Richtlinien

Herr Jannik Hehemann

November 2022

Inhaltsverzeichnis

1 Ausgangssituation

Das durchschnittliche Alter von Müttern zum Zeitpunkt der Geburt eines Kindes steigt in Europa seit vielen Jahren beständig (Vgl. Eurostat, 2022, o. S.). Dieser Trend führte zu einem Anstieg von Schwangerschaften mit Feten mit Trisomie 21 bzw. dem Down-Syndrom (Vgl. Loane; Morris u. a., 2013, S. 29). Die immer stärkere Verbreitung pränataler Screeningmethoden und eine gesteigerte Erkennungsrate führten zu einer gestiegenen Anzahl von Schwangerschaftsabbrüchen dieser Feten (Vgl. Kolleck; Sauter, 2019, S. 75). Beide Entwicklungen wirken sich entgegen und resultieren in einer europaweit gleichbleibenden Inzidenz von Menschen mit dem Down-Syndrom (Vgl. Loane; Morris u. a., 2013, S. 27). Seit 2012 existiert ein nicht-invasiver pränataler Bluttest (NIPT) auf dem Markt, der hochpräzise Vorhersagen über das Vorliegen einer Trisomie 21 beim Fetus treffen kann und über eine deutlich erhöhte Testgüte im Vergleich zu anderen nicht-invasiven Testverfahren verfügt (Vgl. Alldred; Takwoingi u. a., 2017, S. 2; Assall; Knelangen u. a., 2018, S. 22). Sollte der NIPT in die Mutterschafts-Richtlinien aufgenommen werden, befürchteten die Abgeordneten des Deutschen Bundestags einen Anstieg von Schwangerschaftsabbrüchen bei Feten mit Down-Syndrom (Vgl. BT-Drs. 18/4574 S. 2). Die Mutterschafts-Richtlinien regeln die ärztliche Betreuung von gesetzlich versicherten Bürgern und müssen von an der kassenärztlichen Versorgung teilnehmenden Ärzten und deren Vertretern gekannt und beachtet werden (Vgl. Abschnitt Allgemeines, Nr. 3, 5, Mutterschafts-Richtlinien). Eine Aufnahme des NIPT hätte zur Folge, dass die Verfügbarkeit des Tests unter deutschen Schwangeren abrupt steigen würde, da dessen Kosten daraufhin unter bestimmten Bedingungen durch die gesetzlichen Krankenversicherungen (GKV) übernommen werden würden (Vgl. Kolleck; Sauter, 2019, S. 13). Am 09.11.2021 trat der vom Gemeinsamen Bundesausschuss gefasste Beschluss, die pränatale Diagnostik mittels NIPT in die Mutterschafts-Richtlinien aufzunehmen, in Kraft (Vgl. BAnz AT 08.11.2021 B3).

Die vorliegende Arbeit beschäftigt sich mit der Frage, welche Auswirkungen die Aufnahme des NIPT in die Mutterschafts-Richtlinien auf die Inzidenz von Menschen mit Down-Syndrom in der deutschen Bevölkerung haben könnte. Dazu wird zunächst der Ist-Zustand sowie beeinflussende Faktoren für die Inzidenz dargestellt. Anschließend werden vergleichbare Meilensteine in der Pränataldiagnostik und deren Auswirkungen auf die Inzidenz betrachtet, um daraus eine Prognose abzuleiten. Aufgrund des begrenzten Umfangs dieser Arbeit werden weitere Indikatoren, wie zum Beispiel der Vergleich mit anderen Ländern nicht berücksichtigt.

Aus Gründen der besseren Lesbarkeit verzichtet der Autor in der vorliegenden Arbeit darauf, die Sprachformen männlich, weiblich und divers (m/w/d) gleichzeitig zu nennen. Sämtliche Personenbezeichnungen gelten für alle Geschlechter gleichermaßen.

2 Ist-Zustand der Inzidenz und beeinflussende Faktoren

In Deutschland existiert kein zentrales Register, in dem nachgehalten wird, wie viele Personen mit Down-Syndrom geboren werden oder sterben (Vgl. Lenhard, 2003, o. S.). Um dennoch Aussagen über die Inzidenz treffen zu können, lassen sich beeinflussende Faktoren heranziehen, aus denen indirekt Aussagen über die relative Häufigkeit abgeleitet werden können. Loane u. a. identifizierten zwei Faktoren, die die Inzidenz von Trisomien in einer Bevölkerung beeinflussen: Zum einen das mütterliche Alter und das damit einhergehende erhöhte Risiko für Schwangerschaften mit Trisomien und zum anderen die Verbreitung und Nutzung pränataler Untersuchungen und dem daraus resultierenden Anstieg von Schwangerschaftsabbrüchen nach positiver Diagnose (Vgl. Loane; Morris u. a., 2013, S. 29). In diesem Kapitel wird zunächst der Ist-Zustand der Inzidenz von Menschen mit Down-Syndrom in Deutschland dargestellt, wobei der Autor im Detail auf die beeinflussenden Faktoren mütterliches Alter sowie die Verbreitung, Nutzung und Genauigkeit nicht-invasiver pränataler Untersuchungsmöglichkeiten eingeht.

Die Häufigkeit chromosomaler Abweichungen von denen Trisomie 21 am häufigsten vorkommt, steigt bei Feten mit erhöhtem Alter der Mutter (Vgl. Kolleck; Sauter, 2019, S. 65 f.). Die Wahrscheinlichkeit, dass bei einer 20-jährigen Schwangeren der Fetus eine Trisomie 21 aufweist liegt bei 0,06 % (Vgl. Hook, 1981, S. 284). Diese verdoppelt sich nahezu für Mütter mit einem Alter von 30 Jahren auf 0,11 % und verzehnfacht sich noch einmal bis zu einem Alter von 40 Jahren auf 1,08 % (Vgl. ebd., S. 284). In Deutschland lag im Jahr 2020 das durchschnittliche Alter der Mutter bei der Geburt eines Kindes bei 31,6 Jahren (Vgl. Statistisches Bundesamt, 2022, o. S., zit. n. Statista, 2022, o. S). Für dieses Alter ergibt sich eine Wahrscheinlichkeit für eine betroffene Schwangerschaft von etwa 0,12 % (Vgl. Hook, 1981, S. 284). Das EUROCAT-Register führt Daten aus verschiedenen europäischen Staaten zu pränatal-diagnostischen Befunden und daran anschließenden Schwangerschaftsabbrüchen (Vgl. Kolleck; Sauter, 2019, S. 71). Für Deutschland werden dabei jährlich Daten aus ausgewählten Einrichtungen aus Mainz und Sachsen-Anhalt erhoben (Vgl. ebd., S. 71). Diese Daten ergeben für das Jahr 2020 eine Häufigkeit einer Trisomie 21 in 0,25 % der Schwangerschaften (Vgl. EUROCAT Central Registry, 2022, o. S.). Diese Diskrepanz lässt sich dadurch erklären, dass die Daten des EUROCAT-Registers lediglich etwa 3 % der Schwangerschaften und Geburten in Deutschland abdecken (Vgl. Loane; Morris u. a., 2013, S. 29) und damit nicht repräsentativ für Gesamtdeutschland sind. Dennoch können sie als Anhaltspunkte für weitere Aussagen herangezogen werden (Vgl. Kolleck; Sauter, 2019, S. 71).

Die relative Häufigkeit von Trisomie-21-Schwangerschaften ist jedoch nicht gleichzusetzen mit der Inzidenz von Menschen mit Down-Syndrom in der deutschen Bevölkerung. Die Daten des EUROCAT-Registers zeigen, dass in Deutschland im Jahr 2019 53 % aller Schwangerschaften mit Trisomie 21 abgebrochen wurden (Vgl. EUROCAT Central Registry, 2022, o. S.). Darüber hinaus lag die Häufigkeit von Schwangerschaftsabbrüchen nach erfolgter positiver Diagnose von Trisomie 21 laut einer Studie des BMBF bei 89 % (Vgl. Nippert; Neitzel, 2007, S. 767). Im Folgenden werden die Genauigkeit sowie die Verfügbarkeit und Inanspruchnahme sowohl des NIPT als auch des Ersttrimesterscreenings (ETS) betrachtet. Diese beiden nicht-invasiven Methoden gelten als geeignet, um pränatal das Vorliegen einer Trisomie 21 vorherzusagen (Vgl. Kolleck; Sauter, 2019, S. 46).

Die pränatale Diagnostik im Allgemeinen gehört seit 1976 zum Leistungskatalog der GKV und kaum ein Gebiet der Medizin wird so kontrovers diskutiert (Vgl. Nippert; Neitzel, 2007, S. 762). Mit der Einführung des NIPT im Jahr 2012 bekam diese Debatte einen neuen Anstoß. Der NIPT zielt darauf ab, chromosomale Anomalien, wie Trisomie 21 pränatal zu identifizieren (Vgl. Kolleck; Sauter, 2019, S. 47) und zeichnet sich durch eine deutlich höhere Testgüte im Vergleich zu anderen nicht-invasiven Verfahren, wie zum Beispiel dem ETS aus (Vgl. Kolleck; Sauter, 2019, S. 51). Die Sensitivität und Spezifität des NIPT zur pränatalen Erkennung einer Trisomie 21 liegen bei 99,13 %, bzw. 99,95 % (Vgl. Assall; Knelangen u. a., 2018, S. 22), wohingegen die Sensitivität und Spezifität des ETS bei 87 %, bzw. 95 % liegen (Vgl. Alldred; Takwoingi u. a., 2017, S. 2).

Die Aufnahme des NIPT in die Mutterschafts-Richtlinien hatte zur Folge, dass der mehrere Hundert Euro teure Test unter bestimmten Voraussetzungen nun nicht mehr privat bezahlt werden muss, sondern von den Krankenkassen übernommen wird und damit einem großen Teil der Schwangeren in Deutschland zugänglich gemacht wird. Über die Inanspruchnahme des NIPT existiert in Deutschland keine allgemeine Statistik (Vgl. Kolleck; Sauter, 2019, S. 57). Nach dessen Einführung zeigte sich jedoch grundsätzlich die Tendenz, den NIPT gegenüber anderen Verfahren bei pränatalen Untersuchungen zu bevorzugen, um chromosomale Anomalien wie Trisomie 21 zu erkennen (Vgl. Chitty; Cameron u. a., 2015, S. 3). Eine repräsentative Studie, die im Auftrag der Bundeszentrale für gesundheitliche Aufklärung im Jahr 2004 durchgeführt wurde, ergab darüber hinaus, dass das ETS von 29 % der Schwangeren in Deutschland in Anspruch genommen wurde. Es ist davon auszugehen, dass dieser Anteil in den darauffolgenden Jahren weiter anstieg (Vgl. Renner, 2006, S. 32). Im Gegensatz zum NIPT befindet sich das ETS jedoch nicht im Leistungskatalog der Gesetzlichen Krankenversicherungen (Vgl. BT-Drs. 18/4574, S. 8), sodass die Kosten, die je nach Anbieter zwischen 100€ und 200€ liegen (Vgl. Crombach; Tutschek, 2004, S. 268), privat übernommen werden müssen.

3 Historische Meilensteine der Pränataldiagnostik

Ob der schnelle Anstieg der Verfügbarkeit und Genauigkeit nicht-invasiver pränataler Methoden mit der Aufnahme des NIPT in die Mutterschafts-Richtlinien auch Auswirkungen auf die Inanspruchnahme dessen und auf die Inzidenz des Down-Syndroms in Deutschland hat, gilt es herauszufinden. Um eine Prognose darüber treffen zu können, wird im Folgenden zunächst die Inzidenzentwicklung bei zurückliegenden vergleichbaren Meilensteinen in der Pränataldiagnostik betrachtet, nach denen sich Verfügbarkeit und Genauigkeit pränataler Untersuchungsmethoden schlagartig erhöhten. In diesem Kapitel werden zwei Meilensteine der pränatalen Diagnostik in Deutschland und damit einhergehende Entwicklungen der Inzidenz von Menschen mit Down-Syndrom betrachtet. Zum einen wird ein Blick auf die Aufnahme der allgemeinen pränatalen Diagnostik in den Leistungskatalog der GKV 1976 geworfen, zum anderen wird auf den Fortschritt der pränatalen Untersuchungsmethoden Anfang der 1990er Jahre geschaut.

3.1 Aufnahme der pränatalen Diagnostik in den Leistungskatalog der GKV

Im Jahr 1976 wurde die allgemeine pränatale Diagnostik, die auch invasive Untersuchungen zur Ermittlung einer Schwangerschaft mit Trisomie 21 abdeckt, in den Leistungskatalog der GKV aufgenommen (Vgl. Nippert; Neitzel, 2007, S. 762). Infolgedessen stieg in den darauffolgenden Jahren die Anzahl der durchgeführten invasiven Untersuchungen von 1 796 im Jahr 1976 auf 36 000 im Jahr 1987 (Vgl. ebd., S. 762). Gleichzeitig erhöhte sich die Nachfrage nach pränataler Diagnostik auch von Schwangeren, die kein erhöhtes Risiko für eine Trisomie 21 aufwiesen, denn aus Kulanz wurden auch für diese Personen die Kosten von den GKV übernommen (Vgl. ebd., S. 762).

Die Erkennungsrate für eine Trisomie 21 lag zwischen 1979 und 1988 bei 16 % (Vgl. Lenhard, 2003, o. S.). Diese Daten beziehen sich auf Geburtskliniken im Norden und Osten Frankreichs, deren Herangehensweisen und Untersuchungspraktiken aber laut Lenhard mit denen in Deutschland vergleichbar seien (Vgl. ebd., o. S.). Darüber hinaus berichtet Lenhard von einer bereits in den 1970er Jahren dagewesenen 90-prozentigen Bereitschaft zum Schwangerschaftsabbruch nach positiver Diagnose einer chromosomalen Anomalie, darunter auch Trisomie 21 (Vgl. ebd., o. S.).

Betrachtet man den Faktor mütterliches Alter, so lässt sich feststellen, dass das Alter für die Geburt des ersten Kindes zwischen 1976 und 1985 in Westdeutschland von 24,8 auf 26,2 Jahren stieg und in Ostdeutschland bei 22,3 Jahren stagnierte (Vgl. Statistisches Bundesamt, o. D., o. S., zit. n. Bundeszentrale für politische Bildung, 2020, o. S.). Aufgrund der Veränderung des mütterlichen Alters in dieser Zeit und dem damit einhergehenden nur sehr geringen Anstiegs der Wahrscheinlichkeit für eine Schwangerschaft mit Trisomie 21 von etwa 0,08 % auf 0,085 % in Westdeutschland und einer konstanten Wahrscheinlichkeit von etwa 0,07 % in Ostdeutschland (Vgl. Hook, 1981, S. 284), nimmt der Autor an, dass dies gar nicht oder nur zu einem vernachlässigbaren Teil zu einer Veränderung der Inzidenz von Menschen mit Down-Syndrom beigetragen hat.

Wird darüber hinaus die durchschnittliche Erkennungsrate von 16 % und die Abbruchrate nach positiver Diagnose von 90 % für die Kliniken in Deutschland über den Zeitraum von 1976 bis 1987 als konstant angenommen, lässt sich daraus schließen, dass die Aufnahme pränataler Diagnostik in den Leistungskatalog der GKV zu einer erhöhten Inanspruchnahme invasiver Untersuchungen und zu einer Verringerung der Inzidenz von Menschen mit Down-Syndrom in Deutschland geführt hat.

3.2 Aufkommen neuer Screeningmethoden

In der ersten Hälfte der 1990er Jahre wurde der Triple Test eingeführt und die Qualität der Ultraschalluntersuchungen, wie zum Beispiel bei der Nackenfaltenmessung als Indikator für Trisomie 21, verbesserte sich innerhalb kürzester Zeit (Vgl. Lenhard, 2003, o. S.; Rösch; Steinbicker u. a., 2000, S. 627). Im Zeitraum von 1989 bis 1993 erhöhte sich die Erkennungsrate der chromosomalen Anomalie schlagartig von 16 % auf über 40 % und sollte bis 1999 noch auf 72,5 % steigen (Vgl. Lenhard, 2003, o. S.). Diese erhöhte Erkennungsrate sowie die Bereitschaft von 89 % der Schwangeren für einen Abbruch nach positiver Diagnose von Trisomie 21 (Vgl. Nippert; Neitzel, 2007, S. 767), schlägt sich auch in den Daten des EUROCAT-Registers nieder. Hier ist eine Steigerung der Abbruchrate von Schwangerschaften mit Down-Syndrom von 7,1 % im Jahr 1992 auf 50 % im Jahr 1993 verzeichnet (Vgl. EUROCAT Central Registry, 2022, o. S.). Dieser Wert stieg bis zum Jahr 2015 auf 68 % an (Vgl. Kolleck; Sauter, 2019, S. 75). Da die Bereitschaft zum Schwangerschaftsabbruch bei chromosomalen Anomalien, darunter auch Trisomie 21 bereits in den 1970er Jahren bei über 90 % lag (Vgl. Lenhard, 2003, o. S.), kann der Anstieg der Abbruchrate in dieser Zeit nicht auf eine gestiegene Bereitschaft zum Schwangerschaftsabbruch, sondern auf die Verbesserung pränataler Screeningmethoden und eine daraus resultierende verbesserte Erkennungsrate zurückgeführt werden (Vgl. Kolleck; Sauter, 2019, S. 75).

Das mütterliche Alter stieg zwischen 1991 und 2000 von 27,9 auf 29,7 (Vgl. Statistisches Bundesamt, 2022, o. S., zit. n. Statista, 2022, o. S) und stieg damit schneller als im Zeitraum der gleichen Länge zwischen 1976 und 1985 (Vgl. Bundeszentrale für politische Bildung, 2020, o. S.). Dadurch, dass Eltern dazu tendieren die Kinderplanung aus biografischen Gründen immer weiter nach hinten zu schieben, erhöhte sich die Wahrscheinlichkeit für eine Schwangerschaft mit Trisomie 21 von etwa 0,10 % im Jahr 1976 auf 0,11 % im Jahr 1985 an (Vgl. Hook, 1981, S. 284; Wilken, 2003, S. 7). Betrachtet man die Daten aus den deutschen Einrichtungen des EUROCAT-Registers, ist nach diesen Erkenntnissen zwar ein Anstieg der Häufigkeiten von Trisomie 21 bei Schwangerschaften in dieser Zeit zu erkennen, es lässt sich jedoch kein Rückgang der Häufigkeit des Down-Syndroms am Anteil der Gesamtbevölkerung in Deutschland feststellen (Vgl. Kolleck; Sauter, 2019, S. 76 f.). Dies könnte mit einer Steigerung der Lebenserwartung von Menschen mit Down-Syndrom zusammenhängen, die sich von 30 Jahren im Jahr 1972 auf 60 Jahre im Jahr 2002 erhöhte (Hoppen, 2021, S. 41). Konträr zu dieser Tendenz berichtet Lenhard von einem beschleunigten Rückgang der Inzidenz von Menschen mit Down-Syndrom Anfang der 1990er Jahre, was er an der Häufigkeit von Menschen mit Down-Syndrom an Sonderschulen festmacht. Er führt dies auf den progressiven Einsatz von Pränataldiagnostik in Deutschland zurück (Vgl. Lenhard, 2003, o. S.).

Die Diskrepanz der Aussagen lässt sich einerseits darauf zurückführen, dass die Daten des EUROCAT-Registers nur einen kleinen Anteil der Schwangerschaften und Geburten in Deutschland umfassen (Vgl. Kolleck; Sauter, 2019, S. 77). An dieser Stelle lässt sich auf Wilken verweisen, die ebenfalls eine nahezu Halbierung der Inzidenz von Schülern mit Down-Syndrom an Förderschulen nachwies (Vgl. Wilken, 2003, S. 9). Aufgrund der Stichprobengröße kann hier geschlussfolgert werden, dass es 2002 in ganz Deutschland deutlich weniger Kinder mit Down-Syndrom im Schulalter gab als noch 1988/89 (Vgl. Wilken, 2003, S. 9; Dittmann, 1992, S. 12), was Wilken unter anderem auf die Entwicklung und Verbesserung der Methoden in der Pränataldiagnostik zurückführt (Vgl. Wilken, 2003, S. 9). Andererseits betrachten sowohl Lenhard als auch Wilken lediglich die Inzidenz des Down-Syndroms unter Schulkindern. Die Tatsächliche Inzidenz in der Bevölkerung wird dabei nicht berücksichtigt und könnte innerhalb dieser Zeit aufgrund der gestiegenen Lebenserwartung stagniert sein. Dennoch konnte gezeigt werden, dass der Anstieg in der Genauigkeit der pränatalen Untersuchungsmethoden Anfang der 1990er Jahre einen Faktor für eine Verringerung der Down-Syndrom-Inzidenz darstellte.

4 Prognose für die Inzidenzentwicklung

Vergleicht man die Aufnahme des NIPT in den Leistungskatalog der GKV mit den im vorangegangenen Kapitel beschriebenen Ereignissen, lassen sich einige Parallelen ziehen, anhand derer eine Prognose für die Entwicklung der Inzidenz der Menschen mit Down-Syndrom für die kommenden Jahre erstellt werden kann. Mit der Aufnahme des NIPT in die Mutterschafts-Richtlinien werden zwei Faktoren, die auch in der Vergangenheit die Inzidenz beeinflusst haben, maßgeblich verändert. Einerseits erhöht sich die Verfügbarkeit einer neuartigen Untersuchungsmethode, andererseits verbessert sich die allgemeine Genauigkeit pränataler Tests auf Trisomie 21, sofern der NIPT entweder alternative Verfahren ersetzt oder aber Schwangere, die sich bisher gegen einen Test entschieden hätten, dazu veranlasst, diesen in Anspruch zu nehmen.

Infolge der Kostenübernahme durch die GKV, haben alle Schwangeren die Möglichkeit Auffälligkeiten oder besondere Risiken mittels eines kostenlosen NIPT abklären zu lassen, „um der Schwangeren eine Auseinandersetzung mit ihrer individuellen Situation hinsichtlich des Vorliegens einer Trisomie [...] zu ermöglichen" (Abschnitt B. Nr. 3., Mutterschafts-Richtlinien). Vor der Einführung des NIPT gab es bei Auffälligkeiten entweder die Möglichkeit ein eigenfinanziertes ETS oder eine invasive Untersuchung im Rahmen der Leistungen der GKV durchzuführen, um eine Trisomie pränatal zu erfahren (Vgl. Kolleck; Sauter, 2019, S. 41, 46). Die Verfügbarkeit des NIPT würde sich in den nächsten Jahren noch deutlich weiter erhöhen, ginge man davon aus, dass die GKV, wie auch Ende der 1970er Jahre, aus Kulanz die Testkosten auch für Personen ohne Auffälligkeiten oder besondere Risiken übernehmen würden.

Vergleicht man die Bereitschaft für die Inanspruchnahme von NIPT mit jener für das ETS oder invasiven Untersuchungen, stellt man fest, dass sowohl beim ETS als auch bei den invasiven Untersuchungen Hürden für die Inanspruchnahme existieren, die es mit dem NIPT nicht gibt. Invasive Untersuchungen gehen mit einer Wahrscheinlichkeit des eingriffsbezogenen Aborts, Blutungen in der Gebärmutter, Fehlbildungen des Fetus oder einer Sepsis einher (Vgl. Kolleck; Sauter, 2019, S. 41). Bei dem ETS existiert die Hürde der Kosten, welche nicht von den GKV übernommen werden (Vgl. BT-Drs. 18/4574 S. 8).

Durch die Aufnahme des NIPT in die Mutterschafts-Richtlinien und damit einhergehender deutlich erhöhter Verfügbarkeit, kann angenommen werden, dass die Inanspruchnahme von NIPT in den kommenden Jahren steigen wird und mit einer Verringerung der Inanspruchnahme sowohl des ETS als auch invasiver Untersuchungen einhergeht (Vgl. Warsof; Larion u. a., 2015, S. 973; Stumm; Schröer, 2018, S. 25; Wagner; Hoopmann u. a., 2018, S. 17). Diese Annahmen werden von Chitty u. a. gestützt, die von einer 95-prozentigen Bereitschaft für die Inanspruchnahme von NIPT gegenüber einer Bereitschaft von 60 % für alternative pränatale Untersuchungen vor der Einführung von NIPT berichten (Vgl. Chitty; Cameron u. a., 2015, S. 4). Der NIPT könnte somit nicht nur alternative Testungen teilweise obsolet machen, sondern auch Schwangere, die bisher keinen Pränataltest in Anspruch genommen hätten, dazu veranlassen, einen NIPT durchführen zu lassen. Wirft man einen Blick auf die Übernahme der invasiven Untersuchungen durch die GKV Ende der 1970er Jahre, lässt sich dieser Trend ebenfalls erkennen. In den darauffolgenden Jahren verzwanzigfachte sich die Inanspruchnahme invasiver Untersuchungen, was wie in Kapitel 3 dargelegt, in Deutschland zu einer Reduktion der Down-Syndrom-Inzidenz führte.

Es zeigt sich, dass die Bereitschaft für einen Schwangerschaftsabbruch nach positiver Diagnose von Trisomie 21 zwischen 1970 und 2007 unverändert bei etwa 90 % lag. Geht man davon aus, dass sich dieser Trend in den darauffolgenden Jahren bis heute fortgesetzt hat, führt die verbesserte Verfügbarkeit des NIPT und die sich daraus ergebende erhöhte Inanspruchnahme nicht-invasiver Pränataltests zu einer rückläufigen Tendenz der Inzidenz von Menschen mit Down-Syndrom in Deutschland.

Im Vergleich zum ETS weist der NIPT eine deutlich höhere Sensitivität und Spezifität auf. Eine reduzierte Inanspruchnahme des ETS führt somit bei gleichzeitiger Erhöhung der Inanspruchnahme des NIPT aufgrund der besseren Testgüte des NIPT zu einer erhöhten Detektion chromosomaler Anomalien. Wird die Zeit Anfang der 1990er Jahre herangezogen, so zeigt sich auch hier ein deutlicher Anstieg der Erkennungs- und Abortraten dieser Schwangerschaften, was nach Lenhard auf den Fortschritt und die Entwicklung genauerer pränataler Untersuchungsmethoden zurückzuführen ist. Wird weiterhin von einer konstanten Abbruchrate von etwa 90 % nach einer positiven Diagnose von Trisomie 21 ausgegangen, kann geschlussfolgert werden, dass auch die bessere Genauigkeit des NIPT zu einer Reduktion der Inzidenz von Menschen mit Down-Syndrom in Deutschland beitragen wird.

Entgegen diesen Entwicklungen steht das mütterliche Alter, welches seit 1991 von 27,9 stetig anstieg und im Jahr 2020 bei 31,5 lag. Geht man davon aus, dass die Tendenz eine Elternschaft aus biografischen Gründen zunehmend später zu planen anhält (Vgl. Wilken, 2003, S. 9), hat dies durch die erhöhte Wahrscheinlichkeit für eine Schwangerschaft mit Trisomie 21, einen steigenden Einfluss auf die Inzidenz. Da sich die Wahrscheinlichkeit mit steigendem Alter jedoch exponentiell erhöht (Vgl. Hook, 1981, S. 284), würde dieser Einfluss in den kommenden Jahren deutlich größer sein als es zwischen 1970 und 2002 der Fall war.

Auch die erhöhte Lebenserwartung steht den Entwicklungen der Fortschritte in der nicht-invasiven pränatalen Diagnostik entgegen. Da jedoch die Lebenserwartung einer Person mit Down-Syndrom im Jahr 2018 weiterhin bei etwa 28 Jahren unter der allgemeinen Lebenserwartung lag (Vgl. O'Leary; Hughes-McCormack u. a., 2018, S. 706), hat sich dieser Wert seit 2002 nicht wesentlich verändert. Wird angenommen, dass sich die Lebenserwartung entsprechend auch in den kommenden Jahren gar nicht oder nur marginal erhöht, hat dies einen vernachlässigbaren Einfluss auf die Entwicklung der Inzidenz.

Zieht man für eine Prognose lediglich die historischen Ereignisse und die damit einhergehende Inzidenzentwicklung heran, so lässt sich vermuten, dass die Aufnahme des NIPT in die Mutterschafts-Richtlinien und die damit einhergehende Erhöhung der Verfügbarkeit und Genauigkeit nicht-invasiver pränataler Untersuchungsmethoden bei gleichbleibender Bereitschaft für einen Schwangerschaftsabbruch, einen Rückgang der Inzidenz von Menschen mit Down-Syndrom in Deutschland zur Folge hätte. Die historischen Daten lassen annehmen, dass der Anstieg des mütterlichen Alters einen geringeren Effekt auf die Inzidenz hatte als der technische Fortschritt in der pränatalen Diagnostik. Die Tatsache, dass jedoch das mütterliche Alter bei der Geburt eines Kindes seit 1991 stetig und die Wahrscheinlichkeit für eine Schwangerschaft mit Trisomie 21 dabei in Abhängigkeit exponentiell steigt, lässt vermuten, dass dieser Trend langfristig einen deutlich größeren Einfluss auf die Inzidenz haben wird, als es zu den in Kapitel 3 beschriebenen historischen Meilensteinen der Fall war.

Bei der Aufnahme des NIPT in die Mutterschafts-Richtlinien Ende 2021 handelte es sich um ein Ereignis, welches die Verfügbarkeit und Genauigkeit nicht-invasiver Testverfahren schlagartig einer sehr großen Masse an Menschen zugänglich gemacht hat. Im Gegensatz dazu ist der Anstieg des mütterlichen Alters stetig und weniger abrupt. Aus diesem Grund ist anzunehmen, dass die Inzidenz von Menschen mit Down-Syndrom in Deutschland in den nächsten Jahren kurzfristig sinken wird, bevor der Effekt des mütterlichen Alters langfristig zu einer erneuten Erhöhung der Inzidenz führen könnte.

5 Fazit

Zu Beginn dieser Arbeit wurde zunächst der Ist-Zustand der Inzidenz von Menschen mit Down-Syndrom in Deutschland aufgezeigt und dabei auf die beeinflussenden Faktoren mütterliches Alter sowie Verfügbarkeit und Inanspruchnahme nicht-invasiver pränataler Tests eingegangen. Dabei stand der NIPT im Fokus, dessen Aufnahme in die Mutterschafts-Richtlinien und damit einhergehende Veränderungen der Inzidenz in dieser Arbeit diskutiert wurden. Anhand historischer Meilensteine in der pränatalen Diagnostik, konnte, wie in Kapitel 3 gezeigt ein weiterer Faktor identifiziert werden, der neben dem mütterlichen Alter einen Einfluss auf die Inzidenz von Menschen mit Down-Syndrom in Deutschland hatte. Dabei handelte es sich um die Genauigkeit von Tests zur pränatalen Erkennung einer Trisomie 21, wobei ein Anstieg der Genauigkeit zu einer Verringerung der Inzidenz unter Schulkindern führte. Es konnte gezeigt werden, dass mit der Aufnahme des NIPT in die Mutterschafts-Richtlinien sowohl Verfügbarkeit als auch Genauigkeit nicht-invasiver pränataler Tests steigen werden, sodass ein Rückgang der Inzidenz zu erwarten wäre. Da jedoch das mütterliche Alter seit Jahren stetig steigt und sich dabei die Wahrscheinlichkeit für eine Schwangerschaft mit Trisomie 21 exponentiell erhöht, wird dies bei fortschreitendem Anstieg einen deutlich größeren Einfluss auf die Inzidenz haben als in der Vergangenheit. Wird angenommen, dass die Lebenserwartung der Menschen mit Down-Syndrom entsprechend der vergangenen 14 Jahre weiterhin stagniert und nicht weiter ansteigt, wird dies zukünftig keinen Einfluss auf die Inzidenz haben.

Somit wirkt die Erhöhung des mütterlichen Alters der erhöhten Verfügbarkeit sowie Genauigkeit des NIPT zwar entgegen, der Effekt der Aufnahme des NIPT in die Mutterschafts-Richtlinien wird jedoch innerhalb kürzester Zeit beobachtbar sein, während der Anstieg des mütterlichen Alters eher langfristig Auswirkungen auf die Inzidenz haben wird. Aus diesem Grund wird sich die Inzidenz von Menschen mit Down-Syndrom in Deutschland mit der Aufnahme des NIPT in die Mutterschafts-Richtlinien voraussichtlich zeitnah reduzieren. Sollte das mütterliche Alter jedoch weiter steigen, könnte dieser Trend den Effekt langfristig aufheben und die Inzidenz auch über derzeitige Verhältnisse hinaus erneut ansteigen lassen.

Ein Großteil der in dieser Arbeit referenzierten Studien, die Daten über die pränatale Diagnostik für Deutschland bereitstellen, basiert auf Erhebungen aus einzelnen Krankenhäusern und Pränatalzentren in Deutschland. Diese Daten sind folglich nicht repräsentativ für Gesamtdeutschland. Die abgegebene Prognose sollte aus diesem Grund als Tendenz verstanden werden und muss durch das Einbeziehen weiterer Faktoren, die in dieser Arbeit aufgrund des begrenzten Umfangs nicht behandelt werden konnten, bestätigt werden. Dafür könnten Erfahrungen und Statistiken aus anderen Ländern herangezogen werden, in denen der NIPT bereits seit längerer Zeit zur Regelversorgung Schwangerer gehört (Vgl.

Kolleck; Sauter, 2019, S. 14). Darüber hinaus könnten weitere Studien und repräsentative Umfragen durchgeführt werden, die zum Beispiel einen Einblick in die Familienplanung geben, um den Trend für das steigende mütterliche Alter zu bestätigen. Weitere Themen könnten die Bereitschaft zur Nutzung des NIPT oder die Bereitschaft für Schwangerschaftsabbrüche nach positiver Diagnose von Trisomie 21 sein.

Um Aussagen über die Entwicklung der Inzidenz von Menschen mit Down-Syndrom in der deutschen Bevölkerung bei zukünftigen Meilensteinen in der pränatalen Diagnostik treffen zu können, müssten bereits heute detaillierte Daten über die Inanspruchnahme und Erkennungs- sowie Abbruchraten für Gesamtdeutschland gesammelt werden. Mit dieser Nulllinie hätte man im Falle der Entwicklung neuer und besserer Untersuchungsmöglichkeiten Vergleichswerte, anhand derer die Inzidenz in Zukunft besser prognostiziert werden könnte.

Literaturverzeichnis

Alldred, Kate S.; Takwoingi, Yemisi; Guo, Boliang; Pennant, Mary; Deeks, Jonathan J.; Neilson, James P.; Alfirevic, Zarko (2017): First trimester ultrasound tests alone or in combination with first trimester serum tests for Down's syndrome screening. In: Cochrane Database of Systematic Reviews, Jg. 2017, H. 3, S. 1 - 304

Assall, Oliver; Knelangen, Marco; Kreis, Julia; Mosch, Christoph; Rummer, Anne; Sauerland, Stefan; Sieben, Wiebke (2018): Nicht invasive Pränataldiagnostik (NIPD) zur Bestimmung des Risikos autosomaler Trisomien 13, 18 und 21 bei Risikoschwangerschaften. In: Institut für Qualität und Wirtschaftlichkeit im Gesundheitswesen (Hrsg.): IQWiG-Berichte – Nr. 623

Bundesministerium für Gesundheit (2019): Beschluss des Gemeinsamen Bundesausschusses über eine Änderung der Mutterschafts-Richtlinien (Mu-RL): Nicht-invasive Pränataldiagnostik zur Bestimmung des Risikos autosomaler Trisomien 13, 18 und 21 mittels eines molekulargenetischen Tests (NIPT) für die Anwendung bei Schwangerschaften mit besonderen Risiken. In: Bundesministerium für Justiz (Hrsg.): BAnz AT 08.11.2021 B3, Köln, Bundesanzeiger Verlag

Bundeszentrale für politische Bildung (2020): Alter der Mütter bei der Geburt ihrer Kinder. West- und Ostdeutschland, durchschnittliches Alter in Jahren 1980 und 2018. Online unter https://www.bpb.de/kurz-knapp/zahlen-und-fakten/soziale-situation-in-deutschland/61556/alter-der-muetter-bei-der-geburt-ihrer-kinder/, zuletzt geprüft am 22.08.2022

Chitty, Lyn; Cameron, Louise; Daley, Rebecca; Fisher, Jane; Hill, Melissa; Jenkins, Lucy Kroese, Mark; McEwan, Alec; McKay, Fiona; Morris, Steve; Verhoef, Talitha; Wright, David (2015): RAPID Non-invasive prenatal testing (NIPT) evaluation study. Online unter: https://www.google.com/url?sa=t&rct=j&q=&esrc=s&source=web&cd=&ved=2ahUKEwiixeKCnt35AhUjgf0HHVIyCvcQFnoECAk-QAQ&url=https%3A%2F%2Flegacyscreening.phe.org.uk%2Fpolicydb_download.php%3Fdoc%3D551&usg=AOvVaw393gHVQ89uRkXpH0jGYMwv, zuletzt geprüft am 24.08.2022

Crombach, Gerd; Tutschek, Boris. (2004): Veränderte Anforderungen an die Beratung zur pränatalen Diagnostik von fetalen Chromosomenanomalien. In: Gynäkologe, Jg. 37, H. 3, Springer-Verlag, S. 257 - 274

Dittmann, Werner (1992): Kinder und Jugendliche mit Down-Syndrom: Aspekte ihres Lebens. Bad Heilbrunn, Klinkhardt

EUROCAT Central Registry (2022): Prevalence charts and tables. Online unter https://eurd-platform.jrc.ec.europa.eu/eurocat/eurocat-data/prevalence_en, zuletzt geprüft am 24.08.2022

Eurostat (2022): Fruchtbarkeitsziffern. Online unter https://ec.europa.eu/eurostat/databrowser/view/DEMO_FIND__custom_2572996/bookmark/table?lang=de&bookmarkId=28f12ad1-da7b-4bc0-9c59-ad649b466c5c, zuletzt geprüft am 24.08.2022

Hook, Ernest (1981): Rates of Chromosome Abnormalities at Different Maternal Ages. In: Obstetrics & Gynecology, Jg. 58, H. 3, S. 282 - 285

Hoppen Thomas (2021): Bestandsaufnahme gut 150 Jahre nach der Erstbeschreibung. In: Pädiatrie, Jg. 33, H. 1, S. 40 - 45

Kolleck, Alma; Sauter, Arnold (2019): Aktueller Stand und Entwicklungen der Pränataldiagnostik – Endbericht zum Monitoring. Berlin, Büro für Technikfolgen-Abschätzung beim Deutschen Bundestag (TAB)

Lenhard, Wolfgang (2003): Der Einfluss pränataler Diagnostik und selektiven Fetozids auf die Inzidenz von Menschen mit angeborener Behinderung. In: Heilpädagogische Forschung, Jg. 29, H. 4, S. 165 - 176

Loane, Maria; Morris, Joan K.; Addor, Marie Claude; Arriola, Larraitz; Budd, Judith; Doray, Berenice; Garne, Ester; Gatt, Miriam; Haeusler, Martin; Khoshnood, Babak; Klungsoyr Melve, Kari; Latos-Bielenska, Anna; McDonnell, Bob; Mullaney, Carmel; O'Mahony, Mary; Queißer-Wahrendorf, Annette; Rankin, Judith; Rissmann, Anke; Rounding, Catherine; Salvador, Joaquin; Tucker, David; Wellesley, Diana; Yevtushok, Lyubov; Dolk, Helen (2013): Twenty-year trends in the prevalence of Down syndrome and other trisomies in Europe: Impact of maternal age and prenatal screening. In: European Journal of Human Genetics, Jg. 21, H. 1, S. 27 - 33

Mutterschafts-Richtlinien – Richtlinien über die ärztliche Betreuung während der Schwangerschaft und nach der Entbindung in der Fassung vom 10.12.1985, zuletzt geändert am 16.09.2021

Nippert, Irmgard; Neitzel, Heidemarie (2007): Ethische und soziale Aspekte der Pränataldiagnostik: Überblick und Ergebnisse aus interdisziplinären empirischen Untersuchungen. In: Praxis der Kinderpsychologie und Kinderpsychiatrie, Jg. 56, H. 9, S. 758 - 771

O'Leary, Lisa; Hughes-McCormack, Laura; Dunn, Kirsty; Cooper, Sally-Ann (2018). Early death and causes of death of people with Down syndrome: A systematic review. Journal of applied research in intellectual disabilities. In: JARID, Jg. 31, H. 5, S. 687 - 708

Renner, Ilona (2006): Schwangerschaftserleben und Pränataldiagnostik: Repräsentative Befragung Schwangerer zum Thema Pränataldiagnostik. Köln, Bundeszentrale für Gesundheitliche Aufklärung (BZgA)

Rösch, Christine; Steinbicker, Volker; Kropf, Siegfried (2000): Down's syndrome: The effects of prenatal diagnosis and demographic factors in a region of the eastern part of Germany. In: European Journal of Epidemiology, Jg. 16, H. 7, S. 627 - 632

Statista (2022): Durchschnittliches Alter der Mütter und Väter bei der Geburt eines Kindes in Deutschland von 1991 bis 2020. Online unter https://de.statista.com/statistik/daten/studie/1180171/umfrage/durchschnittliches-alter-der-muetter-und-vaeter-bei-der-geburt-in-deutschland/, zuletzt geprüft am 24.08.2022

Stumm, Markus; Schröer, Andreas (2018): Sollen die Indikationen für nicht invasive Pränataltests erweitert werden?. In: Gynäkologe, Jg. 51, H. 1, S. 24 - 31

Wagner, Philipp; Hoopmann, Markus; Kagan Karl Oliver (2018): Das Ersttrimester-Screening: Ein Auslaufmodell in der Ära der zellfreien DNA?. In: Gynäkologe, Jg. 51, H. 1, S. 12 - 18

Warsof, Steven L.; Larion, Sebastian; Abuhamad, Alfred Z. (2015): Overview of the impact of noninvasive prenatal testing on diagnostic procedures. In: Prenatal Diagnosis, Jg. 35, H. 10, S. 972 - 979

Wilken, Etta (2003): Pränatale Diagnostik und Häufigkeit des Down-Syndroms. In: Leben mit Down-Syndrom, Jg. 42, Jan. 2003, S. 1 – 68

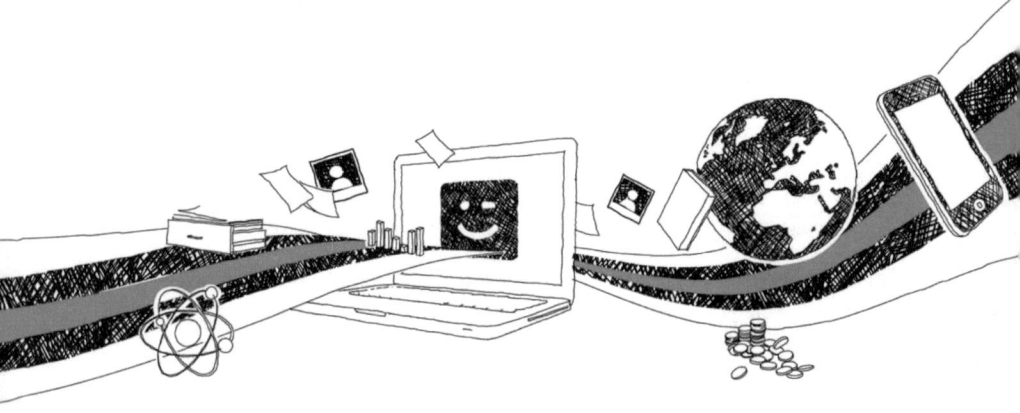
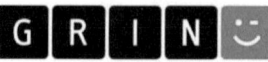